40 Saftrezepte gegen Übergewicht:

Verbrenne schnell und auf natürlichem Weg Fett, um innerhalb kürzester Zeit dein Aussehen zu verbessern

Von

Joe Correa CSN

COPYRIGHT

DANKSAGUNG

Dieses Buch ist meinen Freunden und meiner Familie gewidmet, die leichtere oder ernstere Krankheiten hatten. Sie sollen eine Lösung für Ihre Probleme finden und die erforderlichen Veränderungen in Ihrem Leben einleiten.

40 Saftrezepte gegen Übergewicht:

Verbrenne schnell und auf natürlichem Weg Fett, um innerhalb kürzester Zeit dein Aussehen zu verbessern

Von

Joe Correa CSN

INHALT

ÜBER DEN AUTOR

Nach Jahren der Nachforschung glaube ich ernsthaft an die positiven Auswirkungen, die Ernährung auf Körper und Geist haben kann. Mein Wissen und meine Erfahrung hat mir geholfen, gesünder über die Jahre zu kommen und an meine Familie und Freunde weiterzugeben. Je mehr du über gesundes Essen und Trinken weißt, desto schneller willst du deine Lebens- und Essensgewohnheiten ändern.

Ernährung ist ein wichtiger Bestandteil von einem gesunden und langen Leben. Also fang heute damit an. Der erste Schritt ist immer der wichtigste und bedeutendste.

INTRODUCTION

40 Saftrezepte gegen Übergewicht: Verbrenne schnell und auf natürlichem Weg Fett, um innerhalb kürzester Zeit dein Aussehen zu verbessern!

Von Joe Correa CSN

Gesund und fit zu bleiben nimmt für die meisten Menschen den ersten Platz im Leben ein. Dein Ziel sollte darin bestehen, auf eine gesunde Ernährung zu achten und einen Gewichtsabnahme-Plan zu erstellen.

Eine ausgewogene Ernährung zusammen mit einem guten Bewegungsplan sowie einer vollständiger Körper-Entgiftung wird als die beste Art und Weise angesehen um das Ziel der Gewichtsabnahme zu erreichen.

Unglücklicherweise haben wir selten genügend Zeit, um zu kochen und Gerichte zuzubereiten. Das bedeutet, dass wir nicht die Nährstoffe erhalten, die wir brauchen.

Daneben ist aber auch ein guter Entgiftungsplan wichtig für den Gewichtsverlust und das ist nahezu unmöglich ohne den Einsatz von Säften in deiner Ernährung. Daher stimmen die meisten Ernährungswissenschaftler darin überein, dass Säfte die beste Option für Gewichtsverlust sind und für eine vollständige Körper-Entgiftungskur sorgen.

Lass uns zuerst mit den Vorteilen von Säften befassen. Wenn du nicht der Typ bist, der gerne über den Tag hinweg Obst und Gemüse isst, beliefert dich ein Saft mit einer großen Menge an Nährstoffen und Mineralien. Ein einfacher Kohl oder eine Karotte, Ingwer, Petersilie und Apfelsaft zum Abendessen schmecken wunderbar und versorgen dich mit den notwendigen Nährstoffen, die du brauchst. Ersetze am besten noch ein Frühstück oder ein Abendessen mit einem dieser nährstoffreichen Kraftsäften und die Pfunde werden nur noch purzeln.

Wichtig ist, dass dir bewusst ist, dass DU DARAUF VERTRAUEN kannst, dass Säfte eine alleinige Quelle für Früchte und Gemüse darstellen können. Die Nährstoffe, die du brauchst, durch Säfte zu erhalten, ist die beste Art, um Gewicht loszuwerden!

Diese wunderbaren Saftrezepte fokussieren darauf, Gewichtsverlust auf die gesündeste Art überhaupt einzuleiten. Du kannst all diese unmöglichen Diäten und extreme Ernährungsregeln vergessen. Säfte, die voller gesunder Früchte und Gemüse stecken, beschleunigen deinen Metabolismus, versorgen dich mit reichlich Vitaminen und Mineralien, verbessern deine Gesundheit und verbrennen sehr schnell die überschüssigen Pfunde.

Eine Verbesserung deines Befindens wird dich fit und aktiv machen sowie das Risiko verschiedene Krankheiten zu entwickeln, senken. Diese Saftrezepte zum Abnehmen werden eine signifikante Veränderung in deinem Leben, deiner Gesundheit und deiner Zukunft einleiten.

40 SAFTREZEPTE GEGEN ÜBERGEWICHT: VERBRENNE SCHNELL UND AUF NATÜRLICHEM WEG FETT, UM INNERHALB KÜRZESTER ZEIT DEIN AUSSEHEN ZU VERBESSERN!

1.   Frischer Limetten Detox-Saft

Zutaten:

2 große Gurken, geschält

2 große Limetten, geschält

1 Tasse grüner Salat, geputzt

1 Tasse Grünkohl, gewürfelt

1 Tasse Petersilie, gewürfelt

1 EL Agavensirup

½ Tasse pure Kokoswasser, ungesüßt

Zubereitung:

Wasche und bereite die Zutaten zu.

Gib alles in einen Entsafter. Vermenge mit ungesüßtem Kokoswasser und gib einen Esslöffel Agavensirup hinzu. Vermische und serviere kalt.

Nährwertangabe pro Portion: Kcal: 139, Protein: 10,6g, Kohlenhydrate: 42,2g, Fette: 1,9g

2. Tomatensaft

Zutaten:

3 große Tomaten

2 große Karotten, in Scheiben

2 Selleriestangen

1 große Gurke

1 Bund frischer Spinat

1 große Spitzpaprika

Zubereitung:

Wasche und bereite die Zutaten zu. Vermenge alle Zutaten in einem Entsafter und verarbeite sie zu einem Saft. Gib alles in Gläser und serviere oder stelle sie vor dem Servieren in den Kühlschrank. Bestreue mit etwas frischer Minze, aber das ist optional.

Nährwertangabe pro Portion: Kcal: 248, Protein: 3,71g, Kohlenhydrate: 70,5g, Fette: 3,71g

3.   Rote Beete-Birnen-Saft

Zutaten:

1 mittlere Rote Beete, geputzt

1 große Zitrone, geschält

3 große Birnen

1 Tasse frische Himbeeren

Zubereitung:

Vermenge alle Zutaten in einem Entsafter oder einem Mixer. Verarbeite alles, bis eine cremige Masse entsteht, und verteile alles auf Gläser. Gib vor dem Servieren einige Eiswürfel bei und stelle die Gläser in den Kühlschrank.

Nährwertangabe pro Portion: Kcal: 378, Protein: 2,7g, Kohlenhydrate: 133g, Fette: 2,7g

4.   Chia-Pfeffer-Saft

Zutaten:

3 EL Chiasamen

1 große Zitrone, geschält

½ rote Spitzpaprika, entkernt

½ gelbe Spitzpaprika, entkernt

1 grüner Apfel, entkernt

Zubereitung:

Wasche und bereite die Zutaten zu. Gib alles außer die Chiasamen in den Entsafter. Rühre die Chiasamen unter und stelle sie 15 Minuten vor Gebrauch in den Kühlschrank.

Nährwertangabe pro Portion: Kcal: 136, Protein: 4,3g, Kohlenhydrate: 31,2g, Fette: 6,1g

5. Aprikose Grapefruit Saft

Zutaten:

1 große Aprikose, entkernt

1 große Grapefruit, geschält

1 Tasse Broccoli

1 große Banane

Zubereitung:

Wasche die Zutaten und gib sie in einen Entsafter. Füge einige Eiswürfel bei oder stelle den Saft 30 Minuten vor dem Servieren in den Kühlschrank.

Nährwertangabe pro Portion: Kcal: 229, Protein: 6,5g, Kohlenhydrate: 67,2g, Fette: 1,3g

6. Ingwer Butternut Kürbis Saft

Zutaten:

½ Tasse Butternut Kürbis in Würfeln

2 Scheiben frischer Ingwer

1 großer, roter Apfel, geschält und entkernt

1 große Karotte

1 EL frische Minze, fein gewürfelt

1 große Orange, geschält

1 TL purer Kokoszucker

Zubereitung:

Gib die Zutaten in einen Entsafter.

Verteile alles auf Gläser und rühre einen Teelöffel purer Kokoszucker unter.

Serviere mit Eis.

Nährwertangabe pro Portion: Kcal: 314, Protein: 5,3g, Kohlenhydrate: 61g, Fette: 1,2g

7.   Honigmelone Saft

Zutaten:

2 große Honigmelonenviertel

5 EL frische Minze

1 Tasse Avocado, geschält und entkernt

1 große Limette, geschält

Zubereitung:

Vermenge alle Zutaten in einem Entsafter und verarbeite sie zu einem Saft.

Verteile alles auf Gläser und füge einige Eiswürfel bei. Genieße!

Nährwertangabe pro Portion: Kcal: 321, Protein: 5,2g, Kohlenhydrate: 46,8g, Fette: 22,6g

8.   Beeren-Rote Beete-Saft

Zutaten:

1 Tasse Brombeeren

1 Tasse Heidelbeeren

1 Tasse frischer Basilikum

1 große rote Beete, geputzt

60ml Kokoswasser

Zubereitung:

Wasche und bereite die Früchte und das Gemüse zu.

Gib alles in einen Entsafter und rühre das Kokoswasser ein. Füge einige Eiswürfel bei und serviere im Anschluss.

Nährwertangabe pro Portion: Kcal: 142, Protein: 5,2g, Kohlenhydrate: 44,8g, Fette: 1,5g

9. Granatapfel Wassermelone Saft

Zutaten:

1 Tasse Wassermelone, geschält und entkernt

1 große Orange, geschält

1 Tasse Romanasalat, geputzt

1 Tasse Granatapfelkerne

Zubereitung:

Wasche und bereite die Zutaten zu. Gib alles in einen Entsafter und stelle den Saft in den Kühlschrank.

Nährwertangabe pro Portion: Kcal: 142, Protein: 5,2g, Kohlenhydrate: 44,8g, Fette: 1,5g

10. Spargel-Olivenöl-Saft

Zutaten:

1 großer grüner Apfel, entkernt

4 mittelgroße Spargelspitzen, geputzt

1 großer Broccoli

3 große Selleriestangen

1 EL natives Olivenöl extra

Handvoll frischer Petersilie

Zubereitung:

Vermenge Apfel, Spargel, Broccoli und Sellerie in einem Entsafter und verarbeite sie zu Saft.

Verteile alles in Gläser und rühre das Olivenöl ein. Stelle den Saft 1 Stunde vor dem Servieren in den Kühlschrank. Garniere mit etwas Petersilie.

Nährwertangabe pro Portion: Kcal: 234, Protein: 7,3g, Kohlenhydrate: 45,9g, Fette: 10,7g

11. Grüner Kiwi Saft

Zutaten:

2 ganze Lauchstangen, gewürfelt

1 Tasse Rosenkohl, gewürfelt

1 Tasse Petersilie, gewürfelt

2 ganze Kiwis, gewürfelt

Handvoll Spinat, gewürfelt

½ Tasse Wasser

Zubereitung:

Gib die Zutaten in einen Entsafter.

Serviere kalt.

Nährwertangabe pro Portion: Kcal: 207, Protein: 9,8g, Kohlenhydrate: 58,1g, Fette: 2,1g

12.   Sommer Guaven Saft

Zutaten:

1 Tasse Ananasstücke

1 ganze Guave, gewürfelt

2 Tassen Mangold, gewürfelt

2 ganze Zitronen, geschält

½ Tasse Kokoswasser, ungesüßt

Zubereitung:

Gib die Zutaten zur gleichen Zeit in einen Entsafter.

Gib Kokoswasser dazu und vermische.

Serviere im Anschluss.

Nährwertangabe pro Portion: Kcal: 130, Protein: 4,8g, Kohlenhydrate: 43g, Fette: 1,2g

13.   Steckrübe Artischocke Saft

Zutaten:

1 Tasse grüne Steckrübe

1 große Gurke

1 große Artischocke

5 große Spargelspitzen

Zubereitung:

Vermenge alle Zutaten in einem Entsafter und verarbeite sie zu Saft.

Verteile alles in Gläser und füge Eiswürfel vor dem Servieren bei.

Nährwertangabe pro Portion: Kcal: 101, Protein: 10,1g, Kohlenhydrate: 35,8g, Fette: 0,8g

14.   Grapefruit Kiwi Saft

Zutaten:

2 Kiwis, geschält

1 Tasse Karotten, gewürfelt

2 Tassen grüner Kohl, geputzt

1 ganze Grapefruit, geschält

1 EL Honig, pur

Zubereitung:

Gib alle Zutaten in einen Entsafter.

Füge einen Esslöffel Honig bei und serviere im Anschluss.

Nährwertangabe pro Portion: Kcal: 219, Protein: 6,9g, Kohlenhydrate: 69g, Fette: 1,5g

15.   Kirschsaft

Zutaten:

1 Tasse Kirschen, entkernt

1 mittelgroße Banane

1 große Gurke

1 große Karotte

Zubereitung:

Wasche die Kirschen, Gurke und Karotte. Gib alles in einen Entsafter und füge einige Eiswürfel bei.

Serviere im Anschluss.

Nährwertangabe pro Portion: Kcal: 238, Protein: 5,5g, Kohlenhydrate: 69,4g, Fette: 1,2g

16. Spitzpaprika Saft

Zutaten:

1 kleine rote Spitzpaprika, entkernt

1 kleine grüne Spitzpaprika, entkernt

1 kleine gelbe Spitzpaprika, entkernt

1 Tasse Broccoli

1 Tasse frischer Grünkohl

Zubereitung:

Wasche und bereite das Gemüse zu.

Verarbeite alles in einem Entsafter und stelle den Saft 1 Stunde vor dem Servieren in den Kühlschrank. Bestreue mit etwas Cayennepfeffer, wenn du es etwas würziger magst. Das ist aber optional.

Nährwertangabe pro Portion: Kcal: 114, Protein: 8,7g, Kohlenhydrate: 31,5g, Fette: 1,7g

17. Fenchel Rosenkohl Saft

Zutaten:

1 große Fenchelknolle

1 Tasse Rosenkohl

2 große Lauchstangen

½ TL frischer Rosmarin

Zubereitung:

Combine all Zutaten in einem Entsafter und verarbeite alles zu einem Saft.

Verteile alles in Gläser und füge einige Eiswürfel bei oder stelle sie in den Kühlschrank.

Nährwertangabe pro Portion: Kcal: 165, Protein: 8,5g, Kohlenhydrate: 50,1g, Fette: 1,3g

18.   Steckrübe und Cranberry Saft

Zutaten:

1 Tasse Steckrübe, gewürfelt

1 Tasse Cranberries

1 Tasse Babyspinat, geputzt

1 ganze Zitrone, geschält

½ Tasse pure Kokoswasser

Zubereitung:

Entsafte die Zutaten und vermenge mit Kokoswasser.

Serviere mit Eis.

Nährwertangabe pro Portion: Kcal: 69, Protein: 4,3g, Kohlenhydrate: 27,6g, Fette: 0,8g

19. Zucchini Wasserkresse Saft

Zutaten:

1 mittelgroße Zucchini

1 Tasse Wasserkresse

3 große Karotten

1 EL frische Petersilie

Zubereitung:

Wasche und bereite die Zutaten zu.

Gib alles in einen Entsafter und füge vor dem Servieren einlge Eiswürfel bei.

Nährwertangabe pro Portion: Kcal: 165, Protein: 8,5g, Kohlenhydrate: 50,1g, Fette: 1,3g

20. Pastinake Pfirsich Saft

Zutaten:

1 große Pfirsich, geschält

1 Tasse Pastinake, in Scheiben

1 kleine Orange, geschält

3 Tassen roter Blattsalat, geputzt

1 TL Agavensirup

Zubereitung:

Entsafte die Zutaten und füge einen Esslöffel Agavensirup bei.

Vermische gut und serviere im Anschluss.

Nährwertangabe pro Portion: Kcal: 177, Protein: 5,2g, Kohlenhydrate: 53,7g, Fette: 1,1g

21. Guaven Mango Saft

Zutaten:

1 große Guave, geschält

1 große Mango

1 große Limette, geschält

90ml Kokoswasser

Zubereitung:

Wasche die Früchte und schäle die Limette. Verarbeite sie in einem Entsafter und verteile in Gläser.

Gib Kokoswasser dazu und rühre gut um.

Stelle 1 Stunde vor dem Servieren in den Kühlschrank.

Nährwertangabe pro Portion: Kcal: 225, Protein: 4,4g, Kohlenhydrate: 63,9g, Fette: 1,8g

22.   Frischer Traubensaft

Zutaten:

2 Tassen Trauben

1 Tasse Grünkohl, gewürfelt

1 ganze Grapefruit, geschält

1 Tasse Wasserkresse, gewürfelt

½ Tasse Wasser

Zubereitung:

Gib die Zutaten in einen Entsafter.

Serviere im Anschluss.

Nährwertangabe pro Portion: Kcal: 231, Protein: 6,7g, Kohlenhydrate: 64g, Fette: 1,6g

23.   Tomaten Basilikum Saft

Zutaten:

1 große Tomate

1 Tasse frischer Basilikum

1 große Gurke

½ TL frischer Rosmarin

Zubereitung:

Vermenge alle Zutaten in einem Entsafter und verarbeite sie zu Saft.

Verteile alles auf Gläser und serviere im Anschluss.

Nährwertangabe pro Portion: Kcal: 67, Protein: 4,3g, Kohlenhydrate: 18,6g, Fette: 0,8g

24.   Süßkartoffel Radieschen Saft

Zutaten:

1 Tasse roter Blattsalat

1 kleine Radieschen, geputzt

1 große Zucchini

1 mittelgroße Süßkartoffel, geschält

1 TL Ingwerwurzel

Zubereitung:

Wasche und bereite die Zutaten zu. Vermenge alles in einem Entsafter und verarbeite sie zu Saft.

Verteile auf Gläser und serviere im Anschluss.

Nährwertangabe pro Portion: Kcal: 67, Protein: 4,3g, Kohlenhydrate: 18,6g, Fette: 0,8g

25.   Kiwi Ananas Saft

Zutaten:

3 große Kiwis, geschält

1 Tasse Ananas, gewürfelt

1 mittelgroße Orange, geschält

1 Tasse rote Beete, geputzt

1 EL frische Minze

Zubereitung:

Wasche und bereite alle Zutaten zu. Gib die Zutaten gleichzeitig in einen Entsafter.

Füge einige Eiswürfel bei und serviere im Anschluss.

Nährwertangabe pro Portion: Kcal: 228, Protein: 5,4g, Kohlenhydrate: 69,3g, Fette: 1,5g

26. Orange Kürbis Saft

Zutaten:

1 Tasse Kürbis, entkernt und geschält

1 große Orange, geschält

1 Tasse Rotkohl

1 großer grüner Apfel, entkernt

1 TL Ingwerwurzel

Zubereitung:

Wasche und bereite die Zutaten zu. Vermenge alle Zutaten in einem Entsafter und verarbeite sie zu Saft.

Stelle den Saft vor dem Servieren 30 Minuten in den Kühlschrank.

Nährwertangabe pro Portion: Kcal: 228, Protein: 5,4g, Kohlenhydrate: 69,3g, Fette: 1,5g

27.   Papaya Erdbeere Saft

Zutaten:

1 kleine Papaya, entkernt und geschält

1 große Limette, geschält

1 Tasse Erdbeeren

1 Tasse Cranberries

90ml Kokoswasser

Zubereitung:

Wasche und bereite alle Zutaten zu. Vermenge Papaya, Limette, Erdbeeren und Cranberries in einem Entsafter. Verarbeite sie zu Saft.

Rühre das Kokoswasser ein und stelle es vor dem Servieren 30 Minuten in den Kühlschrank.

Nährwertangabe pro Portion: Kcal: 153, Protein: 2,6g, Kohlenhydrate: 50,9g, Fette: 1,8g

28. Avocado Cantaloupe-Melone Saft

Zutaten:

1 Tasse Avocado, geschält und entkernt

1 Tasse Cantaloupe-Melone, geschält und gewürfelt

1 große Gurke

1 große Zitrone, geschält

Zubereitung:

Vermenge alle Zutaten in einem Entsafter und verarbeite zu einem Saft. Verteile alles auf Gläser und füge einige Eiswürfel bei.

Serviere im Anschluss.

Nährwertangabe pro Portion: Kcal: 292, Protein: 6,8g, Kohlenhydrate: 41,5g, Fette: 22,2g

29. Ingwer Heidelbeere Saft

Zutaten:

2 Scheiben Ingwer, frisch

1 Tasse Blattkohl, gewürfelt

1 Tasse Heidelbeeren, frisch

1 Tasse Granatapfelkerne

1 ganze Limette

1 Tasse Steckrübe, gewürfelt

1 EL Honig, roh

Zubereitung:

Entsafte die Zutaten und füge einen Esslöffel Honig bei.

Vermische gut und serviere.

Nährwertangabe pro Portion: Kcal: 159, Protein: 4,7g, Kohlenhydrate: 48g, Fette: 1,9g

30.   Pflaumen Pfirsich Saft

Zutaten:

5 große Pflaumen, entkernt

2 große Pfirsiche, entkernt

1 Tasse Granatapfelkerne

1 große Karotte

Zubereitung:

Wasche und bereite die Zutaten zu. Gib alles gleichzeitig in den Saft.

Stelle ihn vor dem Servieren 30 Minuten in den Kühlschrank.

Nährwertangabe pro Portion: Kcal: 326, Protein: 7,6g, Kohlenhydrate: 94,2g, Fette: 3,1g

31.   Swiss Mangold Grünkohl Saft

Zutaten:

1 Tasse Mangold

1 Tasse frischer Grünkohl

1 Tasse Romanasalat

1 große Tomate

1 große Fenchelknolle

1 Tasse Blattkohl

Zubereitung:

Wasche und bereite alle Zutaten zu. Gib alles gleichzeitig in den Entsafter.

Serviere im Anschluss oder stelle den Saft vor dem Servieren 20 Minuten in den Kühlschrank.

Nährwertangabe pro Portion: Kcal: 106, Protein: 9,7g, Kohlenhydrate: 34,8g, Fette: 1,8g

32.   Cantaloupe-Melone Saft

Zutaten:

1 Tasse Cantaloupe-Melone, in Scheiben

1 Tasse Rote Beete

1 mittelgroße Radieschen, gewürfelt

1 EL frische Minze, gewürfelt

1 Tasse Blumenkohl, gewürfelt

Zubereitung:

Gib die Zutaten in einen Entsafter.

Serviere im Anschluss mit etwas Eis.

Nährwertangabe pro Portion: Kcal: 123, Protein: 8,1g, Kohlenhydrate: 37,7g, Fette: 1,1g

33. Heidelbeere Birne Saft

Zutaten:

2 große Birnen, geschält und entkernt

1 Tasse Heidelbeeren, frisch

1 mittelgroße Radieschen, in Scheiben

1 EL frische Minze, gewürfelt

1 Tasse Blumenkohl, gewürfelt

¼ Tasse Kokoswasser, ungesüßt

Zubereitung:

Wasche und bereite die Zutaten zu.

Gib alles in einen Entsafter und vermenge mit Kokoswasser.

Serviere im Anschluss.

Nährwertangabe pro Portion: Kcal: 297, Protein: 4,9g, Kohlenhydrate: 97g, Fette: 1,4g

34. Tomatensaft

Zutaten:

2 große Tomaten, geschält

1 Tasse Rote Beete, gewürfelt

1 Tasse Fenchel, in Scheiben

1 EL frische Minze, gewürfelt

1 Tasse roter Blattsalat, geputzt

½ TL Ingwer, gemahlen

Zubereitung:

Entsafte die Zutaten und vermenge mit gemahlenem Ingwer.

Serviere kalt.

Nährwertangabe pro Portion: Kcal: 111, Protein: 6,9g, Kohlenhydrate: 34,8g, Fette: 1,2g

35. Wildbeeren Saft

Zutaten:

1 Tasse Himbeeren, frisch

1 Tasse Brombeeren, frisch

1 Tasse Heidelbeeren, frisch

2 Scheiben Ingwer

½ Tasse pure Kokoswasser, ungesüßt

Zubereitung:

Wasche und lass die Beeren abtropfen. Gib alles in einen Entsafter und vermenge mit Kokoswasser.

Serviere kalt.

Nährwertangabe pro Portion: Kcal: 176, Protein: 3,7g, Kohlenhydrate: 58,3g, Fette: 1,8g

36.   Senf Greens Apfel Saft

Zutaten:

1 Tasse Senfkörner, gewürfelt

1 Granny Smith Apfel, geschält und entkernt

1 große Artischocke, gewürfelt

1 Tasse Rosenkohl

½ TL Zimt, frisch gemahlen

½ Tasse pures Kokoswasser, ungesüßt

1 TL Agavensirup

Zubereitung:

Bereite die Zutaten zu und gib alles in einen Entsafter.

Verteile alles auf Gläser und vermenge mit ungesüßtem Kokoswasser. Füge einen Teelöffel Agavensirup bei und etwas Zimt.

Serviere im Anschluss.

Nährwertangabe pro Portion: Kcal: 195, Protein: 13,7g, Kohlenhydrate: 63,4g, Fette: 1,3g

37. Artischocke Kohl Saft

Zutaten:

1 mittelgroße Artischocke

1 Tasse Grünkohl

1 große Gurke

1 große Zitrone, geschält

Handvoll Spinat

Zubereitung:

Wasche und bereite die Zutaten zu. Gib alles gleichzeitig in einen Entsafter.

Verteile alles auf Gläser und füge einige Eiswürfel vor dem Servieren bei.

Nährwertangabe pro Portion: Kcal: 99, Protein: 8,8g, Kohlenhydrate: 36,4g, Fette: 0,9g

38. Traube-Radieschen-Saft

Zutaten:

2 große Karotten

3 große Radieschen, geputzt

1 große Orange, geschält

1 Tasse grüne Trauben

1 TL Ingwerwurzel, gerieben

Zubereitung:

Wasche und bereite die Zutaten zu. Vermenge Karotten, Radieschen, Orange und Trauben in einem Entsafter. Verarbeite alles zu Saft.

Verteile alles auf Gläser und füge Eiswürfel bei oder stelle den Saft vor dem Servieren in den Kühlschrank.

Nährwertangabe pro Portion: Kcal: 176, Protein: 3,9g, Kohlenhydrate: 52,5g, Fette: 0,9g

39.   Pastinake-Rote Beete-Saft

Zutaten:

1 Tasse Pastinake, gewürfelt

1 Tasse Rote Beete, geputzt

1 kleiner Blumenkohlkopf

2 EL frische Petersilie

Zubereitung:

Wasche und bereite die Zutaten zu. Gib alles in einen Entsafter und verteile alles auf Gläser.

Füge einige Eiswürfel bei und serviere oder stelle den Saft vor dem Servieren 20 Minuten in den Kühlschrank.

Genieße!

Nährwertangabe pro Portion: Kcal: 166, Protein: 9,9g, Kohlenhydrate: 52,3g, Fette: 1,5g

40. Würziger Tomatensaft

Zutaten:

1 Tasse Kirschtomaten

1 mittelgroße Frühlingszwiebel

1 große Spitzpaprika, entkernt

1 Knoblauchzehen, geschält

¼ TL Cayennepfeffer, gemahlen

¼ TL Salz

Handvoll frischer Koriander

Zubereitung:

Wasche und bereite das Gemüse zu. Vermenge Tomaten, Frühlingszwiebel, Spitzpaprika und Knoblauch in einem Entsafter. Verarbeite alles zu Saft und verteile alles auf Gläser. Rühre Salz und Cayennepfeffer ein.

Serviere im Anschluss.

Nährwertangabe pro Portion: Kcal: 41, Protein: 2,8g, Kohlenhydrate: 11,5g, Fette: 0,6g

WEITERE WERKE DES AUTORS

70 Effektive Rezepte um Übergewicht vorzubeugen und zu bekämpfen: Verbrenne zügig Kalorien mit gesunder und smarter Ernährung

Von

Joe Correa CSN

48 Rezepte um Akne zu bekämpfen: Der schnelle und natürliche Weg deine Akne-Probleme in 10 oder weniger Tagen zu beheben!

Von

Joe Correa CSN

41 Rezepte um Alzheimer vorzubeugen: Reduziere das Alzheimerrisiko auf natürliche Wege!

Von

Joe Correa CSN

70 Effektive Rezepte gegen Brustkrebs: Beuge Brustkrebs vor und bekämpfe ihn mit smarter Ernährung und kraftvollem Essen

Von

Joe Correa CSN

www.ingramcontent.com/pod-product-compliance
Lightning Source LLC
Chambersburg PA
CBHW051040030426
42336CB00015B/2961